LES GUÊTRES

MA CANNE ET MON MANTEAU

QUESTIONS D'HYGIÈNE PRATIQUE
À PROPOS DE BOTTES

PAR

UN INGÉNIEUR

Jadis jeune, qui pendant plus de cinquante ans,
à pied et à cheval
ne s'est jamais botté qu'avec des guêtres

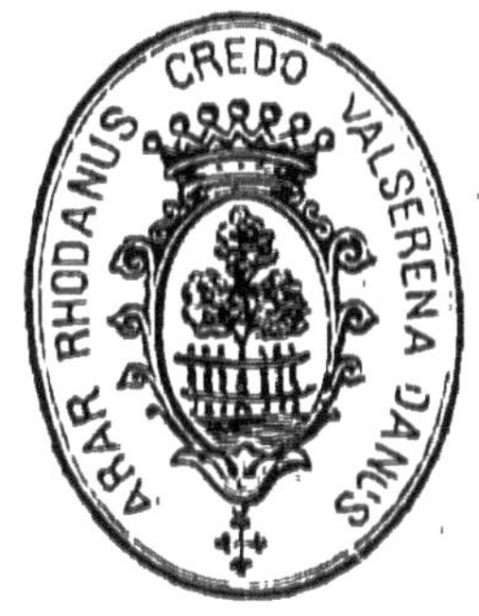

LYON
IMPRIMERIE MOUGIN-RUSAND
3, Rue Stella, 3

1891

LES GUÊTRES

MA CANNE ET MON MANTEAU

LES GUÊTRES

MA CANNE ET MON MANTEAU

QUESTIONS D'HYGIÈNE PRATIQUE

À PROPOS DE BOTTES

PAR

UN INGÉNIEUR

Jadis jeune, qui pendant plus de cinquante ans,
à pied et à cheval
ne s'est jamais botté qu'avec des guêtres

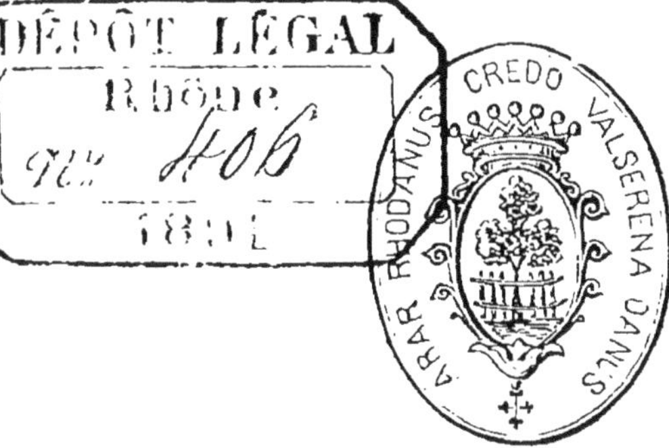

LYON
IMPRIMERIE MOUGIN-RUSAND
5, Rue Stella, 5

1891

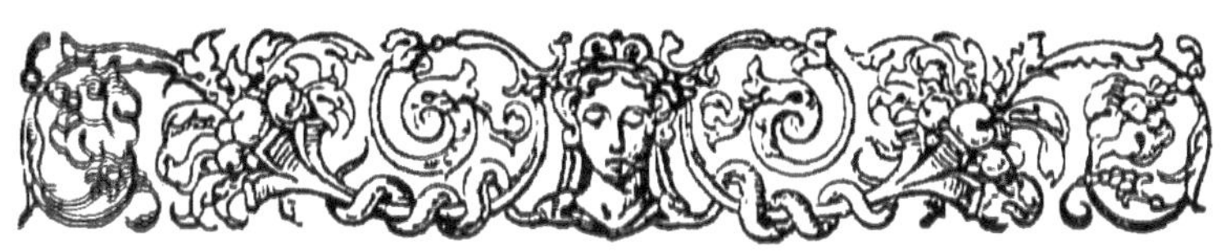

LES GUÊTRES

MA CANNE ET MON MANTEAU

Questions d'hygiène pratique
à propos de bottes

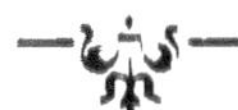

Orandum est ut sit, mens sana in corpore sano.

JUVÉNAL, sat. X.

Conservez-nous, Seigneur, esprit, cœur et corps sains.

On a dit que la morale religieuse est l'hygiène de l'âme ; on peut dire de même que l'hygiène pratique est la morale du corps.

De toutes les sciences, une des plus utiles à l'homme est incontestablement l'hygiène, non seulement au point de vue physique, mais encore au point de vue moral, puisque l'homme se compose d'une âme et d'un corps qui pendant toute sa vie réagissent l'un sur l'autre.

Rien de ce qui touche à l'hygiène ne peut donc être indifférent aux gens sérieux, ni même aux autres (c'est donc à tous que je m'adresse, avec l'espérance modeste d'être lu par quelques-uns).

A propos de bottes d'après le grand dictionnaire de Bescherelle voudrait dire : sans motif raisonnable ou hors de propos.

Dans mon titre, au contraire, ces mots doivent être pris en sens inverse du proverbe, dont peu de gens, je crois, connaissent l'origine.

On l'attribue à un seigneur de la Cour de François 1er, qui, venant de perdre un procès considérable, dit au Roi, que la Cour l'avait *débotté*, au lieu de débouté, du latin barbare du Palais, *debotare.*

Le Roi s'amusa de cette plaisanterie et reforma l'usage de plaider en latin : de là mécontentement des vieux praticiens, qui crurent faire une grande critique de l'ordonnance, en disant, qu'elle était venue *à propos de bottes.*

Plus tard, un jeune officier ayant passé à l'inspection sans les bottes d'ordonnance, son général lui dit :

Que me répondriez-vous si je vous envoyais aux arrêts ?

Je répondrais, mon général, que vous m'y envoyez à propos de bottes.

Bene respondere, dit le général, qui ne put s'empêcher de rire et fut désarmé.

J'ai lu, il y a quelque temps, les lettres fort intéressantes de Mme de Gérando, amie et contemporaine de Camille et d'Augustin Jordan, dont elle parle beaucoup.

Dans le nombre, il s'en trouve une écrite à son fils *à propos de bottes.* Pourquoi n'écrirais-je pas presque sur le même sujet, sous forme de conseils à mes enfants et petits-enfants, avec l'espérance, Dieu aidant, de les faire marcher droit et longtemps.

J'ai dit quelque part, qu'à vingt ans j'avais bon pied et bon œil ; aujourd'hui dans ma quatre-vingtième année, grâce à Dieu, je peux en dire presque autant.

Je lis et j'écris sans lunettes et sans fatigue ; je marche encore assez bien par tous les temps et par tous les chemins.

(Peut-être hélas ! demain en sera-t-il autrement).

Il y a quelques années, un léger accident m'avait donné l'occasion de mettre pour la première fois mon pied dans la main d'un pédicure ; en me voyant déchaussé, il fut étonné de le trouver sans déformation. L'artiste fut encore plus surpris, quand je lui racontai le nombre de kilomètres que j'avais parcourus à pied et à cheval depuis soixante ans, par monts et par vaux, en hiver comme en été, sous le soleil et sous la pluie, avec ou sans chemins, puisque je parcourais les plaines et les montagnes pour en établir là où ils n'existaient pas.

Tout mon secret pour avoir si bien conservé ce don précieux de la Providence, pour lequel je la remercie tous les jours, consiste dans le soin raisonnable et raisonné avec lequel je l'ai cultivé, conformément du reste au précepte de l'évangile du Jeudi-Saint.

Si non par la pratique, au moins en théorie, car aujourd'hui on monte plus facilement en voiture qu'à cheval, tout le monde connaît ce proverbe :

Qui veut voyager loin, ménage sa monture.

Pour mon usage personnel, je l'ai toujours ainsi complété :

Qui veut très bien marcher, doit soigner sa chaussure.

En écrivant ce qui précède, j'ai toujours présent à l'esprit ce passage de l'*Imitation* : L. Ier, ch. VII :
« Glorifiez-vous dans le Seigneur qui donne tout.
« Ne vous élevez point à cause de la force de
« votre corps, qu'une indisposition légère abat et
« flétrit.

« N'ayez point de complaisance en vous-même
« à cause de votre habileté de peur de déplaire à
« Dieu de qui viennent tous les dons de la nature.

Aussi, quand je parle du soin que j'ai pris pour conserver longtemps la faculté de marcher, c'est toujours au Souverain Maître que j'en fais remonter l'inspiration.

Je le remercie de même du goût prononcé qu'il m'a toujours donné pour les larges bords quelle que soit la forme de mes chapeaux, car j'ai toujours pensé qu'il était beaucoup plus important pour moi et pour les miens, de conserver ma vue, que d'en faire couper les bords quand c'était la mode de recevoir le soleil, la pluie et la poussière dans les yeux, au grand détriment de ces précieux organes.

Lorsque je donne ces conseils de ma longue expérience, c'est donc uniquement dans l'intérêt des futures générations (qui *peut-être* me liront et qui *très probablement* n'en profiteront guère) et non pour en tirer une vaine gloriole.

Sans faire l'historique, ni même l'inventaire de toutes les chaussures connues ou inconnues, depuis celle du sauvage, qui n'en a pas, jusqu'aux souliers de l'armée de Gambetta en 1870 qui n'en avait que pour la forme, ce serait l'occasion pour un érudit, mais je ne le suis pas, de faire une digression savante sur les excentricités de la chaussure à certaines époques, et sur l'influence bizarre de la mode.

En dehors de l'avantage de ne pas donner des cors, je ne me suis jamais expliqué la supériorité du cothurne, qu'on dit avoir été la chaussure des anciens et qui, peut-être bien, n'a jamais existé qu'au théâtre et sur les tableaux.

Il est encore plus difficile de comprendre la vogue bien constatée des souliers dits à la poulaine, dont la pointe recourbée comme la proue d'une gondole, était proportionnée à l'importance des personnages.

Celles des simples bourgeois ne devaient pas avoir plus de six pouces de longueur; les grands seigneurs portaient des pointes de plus de deux pieds.

C'est de là que vient la locution, être sur un grand pied dans le monde; pour indiquer l'importance de la fortune et de la position sociale.

A une certaine époque on ne comprenait pas que l'on pût se chausser autrement.

Je me rappelle avoir vu dans un musée de Nuremberg un tableau représentant Notre-Seigneur arrêté au Jardin des Oliviers, par des gardes qui tous avaient des souliers à la poulaine.

Du reste, le fait est assez général, que les peintres anciens ne se préoccupaient pas trop de la vérité des costumes de leurs personnages ; j'ai une copie d'un Rubens où la sainte Vierge prend sur les genoux de sainte Anne, une leçon de lecture, avec une robe de satin gris perle !

A la forme et la couleur, les peintres d'alors sacrifiaient tout le reste, comme l'avocat J. F. qui ayant pris le nom de l'île de Milo pour celui d'un sculpteur, répondait, dit-on, au Président :
« Qu'importe dans un discours, la vérité histo-
« rique, pourvu que la période soit ronflante et
« sonore ! »

Mais revenons aux poulaines ; leur invention remonte au XIIe siècle ; elle est attribuée à Geoffroy Plantagenet, comte d'Anjou, un des plus beaux hommes de son temps, qui voulut ainsi dissimuler la difformité d'un de ses pieds beaucoup plus long que l'autre.

Le surnom de Plantagenet lui fut donné à cause de la branche de genêt qu'il plantait sur sa toque en guise de panache.

Cette mode de souliers est si ridicule et son usage devait être si incommode, que cela me donne une haute idée de la valeur personnelle du comte Geoffroy et en même temps de la stupidité du vulgaire (*vulgum pecus*) qui put l'adopter par flatterie, sans en discuter les inconvénients.

Du reste de nos jours, nous voyons souvent des modes de souliers et d'autres accoutrements également absurdes et ridicules, et qui n'ont pas aussi noble origine.

Car les comtes d'Anjou, au demeurant, étaient d'assez bonne maison, puisque Geoffroy, l'inventeur des poulaines avait épousé l'impératrice Mathilde, fille de Henri Ier d'Angleterre, veuve de l'Empereur Henri V, et que leur fils sous le nom d'Henri II, en 1154, fonda la dynastie des Plantagenets, qui occupa le trône d'Angleterre jusqu'en 1488, à l'avènement des Tudors, soit plus de trois siècles.

Richard Cœur de Lion, chef de la 3e croisade avec Philippe Auguste, était le petit-fils du comte Geoffroy.

D'où vient le nom de poulaines?

Les opinions sont partagées.

La Pologne s'appelait autrefois la Poulaine; à la poulaine voudrait donc dire peut-être à la mode de Pologne.

D'autres prétendent que ce nom vient de pouline, proue, bec d'un navire.

Entre ces deux étymologies on est tout à fait libre de choisir.

Je pourrais aussi rechercher le nom du premier original qui inventa les talons rouges à la cour de Louis XIV, et les fit admettre comme un privilège de noblesse;

Mais il faudrait relire les dix ou douze volumes des *Mémoires* de Saint-Simon et peut-être d'autres encore ; cela m'entraînerait un peu loin et probablement sans succès.

Je ne parlerai donc que des chaussures de notre temps, que j'ai plus ou moins portées :

La botte, le brodequin et le soulier.

Au commencement de ce siècle, les messieurs (gentlemen) à pied et à cheval portaient des bottes, chaussure relativement moderne tout à fait inconnue des anciens.

Les femmes du monde qui, à la même époque, sortaient fort peu, ne portaient que de petits souliers très légers et très découverts, ne pouvant tenir au pied que retenus par des rubans enroulés autour de la jambe, et se nouant au-dessus de la cheville, comme les bandelettes du cothurne.

Un peu plus tard, vers 1825, elles ont commencé à porter des bottines ou brodequins.

Les hommes ne les ont adoptées que beaucoup plus tard, vers 1840.

Le soulier couvert était la chaussure des abbés, des fantassins, des artisans des deux sexes et des enfants de toute condition dans les villes. Les paysans ne portaient que des sabots.

L'ambition de tout adolescent sortant du collège, et même avant d'en sortir, était d'avoir des bottes. Le jour des premières bottes était le plus beau jour de la vie.

Pour le jeune Français de 1825, c'était la robe virile des jeunes Romains du temps d'Auguste.

On sortait des guerres du premier Empire, la botte avait quelque chose de martial qui rappelait l'officier de cavalerie. On était bien aise de jouer au guerrier monté, même sans avoir son cheval.

Toutes les faveurs et tous les honneurs étaient pour les militaires. Dans beaucoup de pièces de Scribe, au Gymnase, Théâtre de Madame (la duchesse de Berri) avant 1830, un jeune colonel de cavalerie avait toujours le rôle important.

Après avoir porté les bottes avec les culottes courtes, on les porta par dessus le pantalon collant ; on avait la botte russe à la Souvaroff, taillée en cœur sur le devant avec gland d'or ou de soie, puis des bottes anglaises à revers en cuir verni jaune de dix à douze centimètres de hauteur ; j'en ai vu pendant longtemps dans les vestiaires de mon père et de mon grand-père.

Il y avait encore la botte à l'écuyère ou à la française, avec genouillères, telles qu'en portent encore aujourd'hui les généraux en grande tenue.

En 1830, le duc d'Angoulême recevant à la Préfecture les jeunes Lyonnais qui étaient montés à cheval pour former son escorte d'honneur, portait des bottes à l'écuyère.

Il y avait encore les bottes fortes des postillons, qui, ne pouvant fléchir dans aucun sens, formaient comme une armure pour protéger leurs jambes exposées à des chocs fréquents.

Enfin la botte des égoutiers, qui permet d'entrer dans l'eau sans se mouiller.

De 1815 à 1820, quand le pantalon large, venu d'Angleterre, remplaça peu à peu la culotte et le pantalon collant, on le fit passer par dessus les bottes et l'on y ajouta des sous-pieds en cuir ou en drap.

La botte, qui était une chaussure avantageuse pour le cavalier, était fort incommode pour le piéton. Cachée par le pantalon qu'elle ne protégeait plus, elle perdait sa raison d'être, sous le double rapport de l'utilité et de l'élégance.

L'invention des sous-pieds fut un comble, comme on dit aujourd'hui.

Le pantalon, tiré sur les épaules par les bretelles, tiré dans le bas par les sous-pieds, mettait le patient dans une espèce de torture.

Lorsqu'on restait assis quelque temps, il se formait aux genoux des poches d'un effet disgracieux, si l'étoffe ne se déchirait pas.

Quand on ne portait pas de sous-pieds, les tiges de bottes non cirées avaient un aspect fort sale ; le cirage des bottes tachait souvent les pantalons.

Les inconvénients de la botte se firent bientôt sentir ; c'est bien le mot ! car dans les grandes chaleurs elles avaient des odeurs bien différentes du parfum de la violette ou de la bergamote, surtout lorsque certains pieds y avaient séjourné longtemps.

Si les bottes préservaient les jambes de la boue et de l'humidité, elles étaient lentes à sécher ; car l'air y pénétrait difficilement ; elles tenaient donc les pieds tantôt froids et humides et tantôt beaucoup trop chauds.

Quand elles avaient été mouillées, elles devenaient dures et blessaient les chevilles, enfin elles étaient lourdes et gênantes pour la marche.

Souvent elles devenaient difficiles à mettre et à déchausser, quand elles étaient justes à la mesure.

Pour les mettre on se servait de crochets en fer passés dans les tirants, ayant des manches en bois dans le genre de ceux des tire-bouchons.

Pour les ôter on avait une planchette entaillée,

formant bascule, portant le nom de *tire-botte*. En plaçant un de ses pieds sur le côté plein on faisait relever les deux branches, entre lesquelles se plaçait le talon de la botte à déchausser.

Ces petits meubles alors indispensables et qu'on trouvait dans toutes les chambres d'hôtel, sont inconnus à la jeune génération, qui ne porte plus de bottes.

Quelquefois c'était un véritable travail que d'ôter ses bottes, sans être obligé d'avoir recours à un aide.

Je vois encore mon père mettant son talon dans son tire-botte et le pied d'une chaise sur la pointe de sa chaussure ; car mieux appris que le duc de Lauzun, qui, dit-on, faisait tirer ses bottes par la petite-fille de Henri IV, mon père aimait mieux faire cette gymnastique sans l'aide de personne.

Il arrivait souvent à de malheureux voyageurs, dont la marche avait enflé les pieds, de ne pas pouvoir quitter leurs bottes et d'être obligés de coucher avec.

Il était aussi fort désagréable lorsque en se levant le matin on ne pouvait plus les remettre, et que l'on n'en avait pas de rechange.

L'aventure m'est arrivée à moi-même :

Pendant que j'étais à l'École Polytechnique, le baron Corvisart m'avait conduit dans un bal où j'avais beaucoup dansé, et fort aimablement, il m'avait offert l'hospitalité pour le reste de la nuit, sur un bon matelas, au milieu de son salon.

Je devais être rentré à l'École à huit heures du matin ; à sept heures et demie je n'avais pas encore pu rentrer, *même dans mes bottes*.

J'étais au faubourg Poissonnière, ayant à traverser tout Paris ; il eût été fort peu gracieux pour moi de le faire pieds nus, en uniforme, même avec une voiture.

Enfin grâce à Dieu et à un fort tirage, je parvins à résoudre ce problème d'un nouveau genre, dont la solution, obtenue à force de patience et d'adresse, m'a laissé un souvenir de soixante ans.

Un autre désavantage de cette chaussure, c'est qu'elle coûtait assez cher; une jolie paire de bottes coûtait 25 francs, ce qui en représente plus de 35 aujourd'hui ; il est vrai que lorsque les pieds étaient usés on pouvait les faire remonter à neuf sur les anciennes tiges, mais ce n'était qu'un ravaudage.

D'après ce que je viens de dire, on peut voir que la botte était une chaussure peu pratique ; elle fut assez vite abandonnée par le plus grand nombre, malgré les avantages de sa simplicité qui dispensait de prendre soin de la propreté de ses bas et de ses chaussettes. Je crois même que dans un certain monde on se dispensait d'en mettre, sans avoir les apparences d'un va-nu-pieds.

En 1830, tous les messieurs portaient encore des bottes, en 1840 on commençait à les quitter, en 1850 les jeunes gens n'en portaient plus ; il y a encore quelques botteleurs obstinés ; je n'en connais plus qu'un. La botte n'est plus en usage que pour les cavaliers et les égoutiers.

On leur a fait succéder le brodequin ou le soulier. Brodequin ou bottine me paraissent synonymes, car la bottine moderne n'est pas autre chose que le brodequin des anciens acteurs comiques.

Par opposition à la tragédie, où l'on portait le cothurne, chaussure qui grandissait les personnages, chausser le brodequin voulait dire jouer la comédie.

La bottine fut d'abord portée par les dames; pendant la Révolution et les guerres du premier Empire, la viabilité des grandes villes était si mauvaise que les dames ne pouvaient presque pas sortir à pied; quand la Restauration ramena le calme dans les esprits et l'ordre dans les finances, on commença à rendre les rues praticables.

Il était fort difficile aux femmes de marcher avec les petits souliers de ce temps-là; elles avaient essayé de les conserver, en les emprisonnant dans des guêtres lacées, à très larges sous-pieds, qui leur donnaient beaucoup plus de soutien. Ces guêtres allaient assez bien, mais les sous-pieds sur lesquels on marchait étaient d'une usure rapide qui les fit bien vite abandonner, pour être remplacées par les bottines.

Les premières bottines de dames se composaient d'une partie inférieure en cuir verni et d'une partie supérieure en étoffe de soie, de laine ou de fil, lacées sur le côté. Ce lacet permettait de les serrer à volonté, suivant l'état de la jambe.

Après une grande course à pied, les dames étaient fort contentes de pouvoir mettre leurs pieds et leurs chevilles plus à l'aise en lâchant un peu les lacets.

Les lacets ont l'inconvénient de se détacher, de se nouer et de se casser quelquefois ; de plus ils exigent un certain travail pour leur manœuvre. On a été conduit à les remplacer par des boutons, qui exercent sur le pied et le bas de la jambe une pression toujours constante.

Quand les boutons sont placés juste à la grosseur normale de la jambe, il arrive souvent que pour être à l'aise on est obligé de les déboutonner ; si l'on veut éviter ce désordre de toilette, les boutons doivent laisser à la bottine son maximum de largeur.

Les bottines à boutons donnent donc nécessairement au bas de la jambe et au pied, beaucoup moins de finesse que les bottines lacées.

Une bottine de ce dernier genre bien faite en deux parties distinctes, qui empêchent la chaussure d'être tout d'une venue, fait paraître le pied plus petit.

Rien n'était gracieux comme un joli pied de femme avec sa cambrure naturelle bien marquée, chaussé d'une bottine lacée dont le bout était en cuir verni et la tige en drap de soie marron.

Cette chaussure était autrement aristocratique que les bottines de femme que l'on voit maintenant à la porte des chambres d'hôtel, qui ne diffèrent de celles des hommes que par la dimension et encore pas toujours!

Un petit pied bien fait a toujours été un signe de race pour les deux sexes ; un pied large et plat est l'indice du contraire.

On désigne sous le nom de pied-plat un homme de basse naissance, et qui ne mérite aucune espèce de considération ; ce n'est pas moi qui l'invente :

> On sait que ce pied-plat, digne qu'on le confonde,
> Par de sales emplois s'est poussé dans le monde.
>
> MOLIÈRE

C'est en voulant la démocratiser, qu'on a exagéré la cambrure naturelle du pied, et qu'on est arrivé à la mode absurde des talons démesurés, tels qu'on les porte aujourd'hui.

Ils ont le grand inconvénient de déformer le pied, d'exposer à des chutes et des entorses, sans compter la fatigue qu'ils imposent en chargeant la marche d'un poids non seulement inutile, mais encore dangereux par le déplacement des organes de leur position naturelle.

Si les marches d'escalier pouvaient parler, elles diraient certainement que les hauts talons sont cause de tous les accidents à la descente.

Après avoir été porté uniquement par les dames, le brodequin à bouton est devenu la chaussure de beaucoup de gentlemen ; il a remplacé la botte avec succès, car il présente beaucoup de ses avantages sans en avoir tous les désagréments.

Pour les personnes qui marchent beaucoup et par tous les temps, le brodequin à tige d'étoffe est une chaussure peu solide qui prend vite l'humidité ; l'entretien en est minutieux, car il faut que le cirage respecte l'étoffe ; pour corriger ces défauts, on a fait des brodequins tout en cuir.

Afin de pouvoir suivre tous les mouvements articulés de la cheville, il faut que la tige soit en peau très souple.

Les tiges en peau de gant qui remplissent ces

conditions ne sont convenables que pour les dames, c'est-à-dire pour des pieds qui fatiguent peu.

Sans être aussi cher que la botte, le brodequin est encore d'un prix relativement élevé.

La chaussure le plus en usage maintenant, pour la majorité des citadins français, est en définitive le soulier.

Il y en a de différentes espèces indépendamment des variétés résultant des saisons et de la mode. Je ne parlerai que des souliers d'homme destinés à supporter les grandes marches.

Le problème à résoudre est celui-ci :

Il faut que la chaussure enveloppe tout le pied, qu'elle y tienne bien et cependant que l'on puisse facilement la mettre et l'ôter.

On a trouvé plusieurs formes donnant la solution :

1° les souliers fendus sur le cou-de-pied,

dont l'ouverture s'élargit ou se resserre avec des lacets ;

2° les souliers fendus sur les côtés, dont les fentes sont recouvertes par des pattes réunies sur le pied par des cordons ou des rubans.

Ces deux espèces de souliers sont encore le plus en usage, malgré le désagrément des rubans ou cordons vite usés, qui entraînent toutes les sujétions des nœuds et des ruptures.

3° Pour éviter ces inconvénients on a porté à une certaine époque des souliers dont les pattes étaient réunies sur le cou-de-pied au moyen de grosses boucles métalliques.

Les gens d'église et les gens de qualité comme on disait alors, avaient des boucles d'argent ; les prélats en portent encore.

4° Lorsque nous étions jeunes, ma mère qui avait horreur du désordre de costume assez ordinaire aux collégiens, pour éviter les cordons noués, détachés ou perdus, nous faisait porter des souliers dont l'entrée était recouverte par une seule patte cousue du côté intérieur et fermée du côté extérieur par une petite boucle d'acier.

5° Depuis l'invention et l'application toute moderne du caoutchouc, on a pu fabriquer des souliers qui se passent de cordons et de boucles. Deux petits soufflets élastiques permettent facilement l'entrée et la sortie du pied.

Cette même invention a été appliquée aux brodequins ; mais ainsi faits ils sont moins gracieux que ceux à boutons lorsqu'ils sont tout en cuir, parce qu'ils font paraître le pied plus nu, et par conséquent plus grand.

Le soulier quelle que soit la forme est incontestablement la chaussure la plus commode pour la marche ; il n'a pas les inconvénients de la botte lourde, humide et chaude ; il laisse la cheville complètement dégagée et ne gêne pas le jeu de l'articulation comme le brodequin.

De toute la chaussure, c'est aussi celle qui sèche le plus promptement.

Mais pour le soulier comme pour la botte et le brodequin, il ne faut pas suivre la mode si l'on veut conserver son pied intact et toujours bon pour l'usage auquel il est destiné, c'est-à-dire pour la marche.

Pour qu'un soulier ne gêne pas il faut qu'il soit large du bout et non pointu, pour laisser aux doigts toute la place nécessaire à leur mouvement naturel, sans qu'ils soient obligés d'empiéter les uns sur les autres, en se superposant et frottant contre les parois.

Il faut qu'il soit assez long pour que le bout du gros doigt ne touche pas le fond ; il faut enfin qu'il soit juste au cou-de-pied pour que dans les descentes le bout du pied ne vienne pas frotter et se replier contre la pointe.

Combien de jeunes enfants ont les pieds déformés faute de soins minutieux apportés à leur chaussure ; ce qu'il y a de plus triste c'est que certaines difformités du pied se transmettent quelquefois à plusieurs générations.

Je crois donc rendre un véritable service en

insistant sur ce point pour en faire comprendre l'importance.

Je n'ai jamais été mieux chaussé que par un vieux cordonnier anglais que j'avais eu la chance de trouver à Paris. Ses souliers invariables de forme malgré les changements de la mode étaient confortables, imperméables et inusables comme je n'en ai pas retrouvés depuis.

J'ai conservé son modèle à bout large et à talon bas, et depuis quarante ans j'ai obligé l'artiste qui me chausse à n'y rien changer.

Aussi mon pied n'a pas changé non plus.

Cependant le soulier seul, n'offre pas certains avantages de la botte et du brodequin.

Dans les temps froids il ne garantit pas le bas de la jambe et ne préserve pas aussi bien de la boue et de la poussière.

Enfin au point de vue de l'élégance, le soulier seul donne à la jambe un aspect disgracieux, surtout lorsque le pantalon n'est pas très large et très long, de manière à recouvrir la moitié du pied et cacher les bas, condition fort incommode pour la marche, surtout dans les temps de boue et de poussière.

Enfin lorsque le pantalon frotte directement sur le soulier il se salit très vite par le contact direct avec le cirage ; même inconvénient de la botte et du brodequin tout en cuir.

Depuis longtemps on a porté remède à cette imperfection du soulier au moyen de la guêtre.

Voici sa définition dans le grand dictionnaire de Bescherelle :

« Guêtre (du bas-breton *gueltrou*), chaussure « qui couvre la jambe, le dessus du soulier et « quelquefois le genou et se ferme avec des bou- « tons ; *guêtre de cuir*, *guêtre de drap*, etc. »

« *Moi, je trouve qu'il n'y a rien de si com-* « *mode que de ne se botter qu'avec des guêtres* (Dancourt).

L'auteur de cette citation m'était, je l'avoue, tout à fait inconnu ; mais je n'ai pas résisté au désir de savoir quel était le personnage, dont l'opinion était si conforme à la mienne, et voici ce que j'ai découvert :

Florent d'Ancourt est né à Fontainebleau en 1661, le même jour que le grand Dauphin ; le père de La Rue, jésuite, sous lequel il fit ses études, voulut procurer à sa Société ce jeune homme, dont la vivacité et la pénétration promettaient beaucoup.

Mais d'Ancourt, peu porté vers le cloître, préféra le barreau, qu'il abandonna bientôt pour le théâtre.

Il fut non seulement grand acteur, mais auteur distingué. Son talent particulier était de faire parler les paysans. On a dit de lui qu'il était plus souvent au village qu'à la ville, et plus souvent encore au moulin qu'au village.

Les agréments de son esprit et de sa société le firent rechercher de tout ce qu'il y avait de plus distingué à la Cour.

Louis XIV l'aimait beaucoup ; lorsque le grand Roi voulait assister à la comédie, d'Ancourt allait d'abord lire ses ouvrages dans son cabinet.

Comme il était beau parleur, les comédiens le chargeaient toujours des discours d'apparat.

Il a quitté le théâtre en 1718, pour se retirer dans sa terre de Courcelle-le-Roi en Berri, où il s'occupa uniquement de son salut ; il y mourut en 1725.

Ainsi donc d'Ancourt, auteur dramatique bien renté, contemporain et protégé de Louis XIV, ayant achevé sa vie dans ses terres, et dans les meilleurs sentiments, a parlé des guêtres avec honneur ; cela, il faut en convenir, leur donne une certaine respectabilité, comme disent les Anglais.

Leur nom indique qu'elles sont venues en France par la Bretagne ; elles y venaient probablement d'Angleterre, pays pratique par excellence.

A l'époque où l'on portait la culotte, la guêtre

couvrait toute la jambe; ce n'est que depuis l'introduction du pantalon, qu'elle s'arrête au-dessus de la cheville.

La grande guêtre était longue à mettre, à cause du grand nombre de boutons.

Telle qu'on la porte aujourd'hui avec trois boutons seulement, la manœuvre est des plus simples.

Jamais pour me *guêtrer ou me déguêtrer*, je n'ai eu recours à un domestique, comme cela se faisait autrefois au départ pour la chasse et au retour, comme on le voit encore au Théâtre-Français, dans la comédie de *Mademoiselle de la Seiglière.*

La guêtre doit coller sur le pied, c'est l'essentiel; pour cela il suffit de bien régler le sous-pied, la partie en recouvrement sur le pied ne doit être ni trop longue ni trop courte ; trop longue elle fait des plis ; trop courte elle grandit le pied. La partie qui embrasse la cheville doit être assez large pour ne pas gêner son mouvement.

En sortant de l'École Polytechnique, où nous

portions des bottes les jours de sortie avec la grande tenue, et d'affreux souliers à pattes dans l'intérieur, j'ai pris l'habitude de porter des guêtres d'après les conseils et l'exemple du baron Corvisart, ce dont tous les jours je le remercie.

Lorsque vers 1850, pour aller au bal, la mode avait passé des petits souliers découverts et des bas à jour, j'ai porté quelquefois des bottines légères, comme celles des dames. Mais l'expérience que j'en ai faite n'a pas duré.

Le Parisien porte la guêtre beaucoup plus que le Lyonnais, par la raison bien simple que l'on marche plus à Paris qu'à Lyon. Les distances à franchir étant infiniment plus grandes.

Aussi Paris a-t-il des guêtriers, artistes spéciaux qu'on ne trouve pas en province.

Le fameux Geiger, rue de Richelieu, près de la place Louvois et de la Bibliothèque nationale, avait, il y a quarante ans, une réputation européenne dont sa maison jouit encore.

Après l'avoir fréquenté quelque temps je l'avais quitté, à cause de ses prix plus en rapport avec son mérite qu'avec ma bourse d'alors.

J'avais trouvé un de ses concurrents, Weber, rue Saint-Honoré, 174, entre le Palais-Royal et la rue Croix-des-Petits-Champs qui faisait presque aussi bien dans des conditions plus abordables.

Depuis lors j'ai toujours été guêtré sur leurs bons modèles, qui se sont invariablement perpétués.

La guêtre, lorsqu'elle est d'une autre étoffe et d'une autre couleur que celles du pantalon, est considérée comme un peu négligée; mais au contraire lorsqu'elle est tout à fait assortie, il n'est pas de tenue ayant plus de cachet et de distinction (on n'est pas comme tout le monde).

La guêtre en coutil blanc ou en nankin se porte élégamment dans toutes les tenues d'été.

Depuis plus de cinquante ans j'ai adopté presque invariablement ce système de guêtres assorties au pantalon, bien avant que l'impératrice Eugénie pût m'en avoir donné l'idée.

Chaque matin elle donnait à ses femmes les ordres de toilette pour la journée en parcourant son vestiaire tout garni de vitrines, dans lesquelles se trouvaient un grand nombre de costumes variés.

Chaque compartiment contenait un chapeau, une robe et des bottines *assorties* à la robe.

Cette bonne et fort élégante princesse, qui réglait la mode en Europe, ne prévoyait pas alors sa triste destinée.

Dans presque tous mes voyages j'ai porté la guêtre de drap ; ce n'est que dans les courses exceptionnellement humides que je portais la guêtre de peau moins agréable pour la cheville, mais qui présente encore une grande supériorité sur la botte et sur le brodequin.

Au siècle dernier, les guêtres n'étaient pas portées dans les villes par les gens de condition, ils n'allaient qu'à cheval ou en voiture et même en chaises à porteur.

Les médecins faisaient souvent leurs visites à cheval. Tout le monde connaît ce vers de Boileau :

Gueneau sur son cheval en passant m'éclabousse.

La guêtre n'était portée que par les gens allant ordinairement à pied et surtout par les gentilshommes campagnards.

Aussi, d'un homme ne roulant pas carrosse de vieille date, on disait qu'il était venu en guêtres à Paris.

Comme nous disons de quelques familles, de fortunes nouvelles, que leur père était venu à Lyon en sabots.

Avant la Révolution, la garde française et toute l'infanterie portaient la culotte courte avec de grandes guêtres. C'est encore avec les guêtres que Napoléon a fait toutes ses guerres où nous étions victorieux.

En 1870, le maréchal Le Bœuf disait à l'empereur Napoléon III que tout était prêt et qu'il ne manquait pas un bouton de guêtre.

L'empereur l'avait cru, mais hélas ! non seulement les boutons mais les guêtres elles-mêmes manquaient. Nos soldats n'avaient que de mauvais brodequins auxquels Gambetta a fait succéder des souliers de carton, et nous avons été battus.

En dépit des immortels principes de 89, qui ont prétendu établir l'égalité entre les hommes, on pourra toujours faire des classifications :

Les honnêtes gens et les fripons, les hommes d'esprit et les imbéciles, les sages et les fous.

Je classe encore les hommes civilisés en deux catégories : ceux qui portent des guêtres et ceux qui n'en portent pas ; c'est-à-dire ceux qui savent marcher et ceux qui ne savent pas ; ceux qui attachent une grande importance à la faculté de marcher, bien et longtemps, et ceux qui sont indifférents à ce bonheur.

On m'objectera qu'il y a des gens qui marchent bien et qui cependant ne portent pas de guêtres.

La réponse est bien simple : s'ils en portaient, ils marcheraient encore mieux.

Dans ma jeunesse j'ai lu la vie d'Alexandre le Grand, par Plutarque (traduction d'Amyot) ; ce qui m'a le plus frappé et que j'ai toujours cherché à imiter comme chose très pratique, c'est ce passage :

« Alexandre faisait chaque matin une grande « course à pied pour avoir bon appétit à déjeuner.

« Puis à déjeuner il mangeait peu pour avoir faim « à dîner. »

Cette citation de Plutarque me conduit tout naturellement à la conclusion de ce petit écrit, qui sous une forme légère, renferme des conseils sérieux.

De tous les biens que Dieu nous donne en ce monde pour nous et les notres, le plus grand, c'est la santé.

La marche à pied est le meilleur moyen de la conserver à tout âge.

Pour bien marcher il faut avant tout se bien chausser.

Ma longue expérience m'a fait donner la préférence au soulier sur la botte et le brodequin, mais à la condition de le compléter par des guêtres.

Leur supériorité est bien vite admise d'une manière incontestable par tous ceux qui en ont pris l'habitude.

J'ai lu dans un journal en 1881 :

On vient de déposer un projet de loi par lequel le soulier napolitain est substitué au soulier actuel et à la guêtre pour la chaussure des troupes à pied.

Qu'entend-on par le soulier napolitain ?

Ce n'est ni un soulier ni un brodequin ; c'est quelque chose d'intermédiaire.

C'est un soulier relevé par derrière, ou bien un brodequin bas, qui ne couvre que la moitié de la cheville.

C'est une chaussure qui protège le bas de la jambe mieux que le soulier ordinaire sans guêtre.

Il est moins gênant pour la marche que le brodequin, puisqu'il n'emprisonne pas la cheville par le haut; le mouvement de l'articulation est plus libre.

C'est plus simple que le soulier avec guêtre, mais il a l'inconvénient du lacet.

Je reconnais du reste l'avantage de cette chaussure, car je la recommande pour les gens de service.

Le soulier dit napolitain n'est pas pour les gentlemen; par sa nature même, il est opposé à toute élégance, l'entrée étant toujours béante et ne pouvant pas coller à la jambe.

Ce n'est pas non plus une chaussure de chasseurs, puisqu'elle ne protège pas la jambe aussi bien que la guêtre.

Je crois donc qu'on a mal fait de l'adopter pour l'armée, en abandonnant la guêtre à laquelle on reviendra du reste bientôt, si l'on n'y est pas déjà revenu.

C'est une chose des plus importantes que la chaussure du soldat. Malheureusement toutes les questions d'équipement militaire sont décidées par des gens qui passent leur vie sur des ronds de cuir dans le ministère, et non par des hommes ayant avant tout l'expérience de la marche.

Ce qu'il y a de plus triste, c'est que la spéculation s'en mêle ; on éprouve le besoin de changer ce qui existe pour gagner de l'argent, sauf à revenir plus tard au système abandonnée, pour se procurer un nouveau gain. Cela préoccupe beaucoup plus que de faciliter la marche du soldat.

En parlant des guêtres je les ai considérées non seulement au point de vue de l'utilité, mais encore à celui de l'élégance et de la distinction.

Voilà deux mots difficiles à définir ; aussi je ne l'entreprendrai pas.

Pour un homme du monde, l'élégance et la distinction c'est d'être mis je ne dirai pas d'une manière convenable à sa position, car aujourd'hui tout le monde est mis de même, ou à peu près pour l'œil qui n'est pas très observateur ;

Mais d'avoir une mise simple, propre, bien à soi, suivant l'âge, qui vous donne un cachet particulier, sans originalité pas trop excentrique, bien entendu.

L'essentiel surtout, toutes les fois qu'on s'écarte de la mode, c'est de pouvoir s'appuyer sur des motifs sérieux et rationnels.

Ce qui constitue une mise distinguée pour les hommes et même pour les femmes est plus facile à comprendre qu'à expliquer. Pour en donner une idée. Je ne crois pas pouvoir mieux faire que de citer le passage suivant d'une lettre de Mme de Gérando à son fils :

« Je te saurai toujours gré d'être soigneux,
« propre et rangé dans ta tenue et ta toilette, de

« ne pas te laisser aller à une négligence qui « annonce paresse et saleté.

« Le soin raisonnable de sa personne et son « entretien influe même plus qu'il ne devrait sur « une sorte de considération et surtout de succès « dans le monde, parce que le monde est « toujours repoussé par ce qui le choque et lui « déplaît.

« Conserve donc de bonnes habitudes de pro- « preté et d'arrangement dans la toilette, car « elles sont presque une vertu sociale ; mais que « ce soit avec une grande simplicité sans laisser « s'immiscer aucune prétention frivole ou fémi- « nine.

« Tu verras tous les gens appartenant à la meil- « leure société, se distinguer surtout par une « grande simplicité, et presque toujours les gens « de petite condition afficher l'affectation des « modes et la recherche de la mise.

« La société aristocratique de l'ancien ton me « séduit, surtout par la simplicité de ses manières

« polies, et par celle de tout son extérieur ; tu y « verras toujours les hommes et les femmes mis « plus simplement, à moins de frais et avec plus « de goût, que ce que l'on appelait autrefois les « roturiers.

« Mathieu de Montmorency t'en offre un « exemple ; il est toujours bien mis, mais tout à « fait sans recherche.

« Il ne faut pas dire que c'est parce qu'il est « vieux ; il y a 25 ans, il était jeune et tout de « même. »

Ces idées, qui sont si bien les miennes, m'ont guidé toute ma vie bien longtemps avant de les avoir ainsi formulées en 1881.

A partir de l'âge de trente ans, peut-être avant, je n'ai plus suivi la mode ; j'ai trouvé qu'il était absurde de s'en faire l'esclave dans tout ce qu'elle avait de gênant, de laid et d'irrationnel.

Comme la mode tournait dans un cercle sur lequel je me trouvais, elle me rencontrait quelquefois, alors je disais : tant mieux.

Lorsque je n'étais plus d'accord avec elle je n'ai

jamais pu savoir si elle m'avait précédé ou suivi.

Dans les formes des vêtements qui se sont portés de mon temps, j'ai conservé celles où je me trouvais le plus à l'aise et qui me paraissaient les plus commodes pour une vie active.

Je n'ai jamais porté ce qu'on appelle des bijoux : d'abord, parce que dans ma jeunesse ma mère ne m'en a pas donné l'habitude. Un peu plus tard peut-être, parce qu'il m'eût été difficile d'en acheter, enfin surtout par désir de simplicité dans ma tenue, considérant que les bagues, les chaînes, les breloques et les lorgnons en or sont plutôt à l'usage des femmes que des hommes.

En outre, appelé à voyager souvent seul, le jour et la nuit, dans des lieux déserts, j'ai toujours pensé qu'il était plus prudent de ne pas étaler des richesses qui pourraient tenter la cupidité des chenapans.

C'est aussi par prudence qu'en voyage je n'ai jamais porté ni pistolet ni revolver ni canne à épée, pensant que je me déciderais bien difficilement à m'en servir contre les autres, et que pendant mon indécision, il y aurait quelque chance de fournir des armes contre moi, à des gens moins scrupuleux.

Si je n'ai jamais porté des armes ailleurs qu'à la chasse, à l'École Polytechnique et dans la garde nationale de Versailles, j'ai pris très jeune l'habitude de porter une canne, arme défensive contre les animaux, depuis les chiens et les serpents jusqu'aux araignées.

Puis c'est un guide dans l'obscurité; rien ne peut rendre plus de service pour descendre ou monter un escalier à tâtons, ou marcher la nuit dans des chemins accidentés, comme ceux de la Carrette, par exemple.

J'ai raisonné le choix de ma canne comme celui de ma chaussure. Car ma canne n'est pas celle de tout le monde, je dis ma canne parce que toutes celles dont je me sers ordinairement, sont de même modèle.

Je voudrais un bâton de chêne tout uni,
Recourbé par le bout, bois naturel, verni, etc.

C'est la description que j'en avais envoyée en 1867, à quelqu'un qui voulait m'en donner une pour augmenter ma collection.

Cette canne présente des qualités qui la rendent supérieure à toutes les autres, au point de vue pratique.

La partie recourbé permet de s'appuyer, beaucoup mieux qu'un pommeau ; elle donne toute facilité pour la suspendre ; à cheval, elle ne risque pas de glisser dans la main ; elle peut servir de crochet ; elle peut tomber sans que le pommeau se brise ou se détache ; enfin on peut la perdre sans perdre plus d'un franc ; à la condition d'avoir un permis sur le chemin de fer de Genève, car ni à Paris, ni à Lyon, on ne peut trouver la pareille ni pour argent ni pour or.

Dans les voyages en pays de montagnes, on peut y ajouter une pointe de fer ; je la préfère ainsi de beaucoup au bâton de touriste, mieux fait pour la *fantasia* que pour la marche.

L'usage ordinaire de la canne est la sauvegarde du parapluie; quand on a l'habitude d'avoir toujours quelque chose dans la main droite, on s'aperçoit immédiatement lorsqu'on sort d'une maison, si l'on a oublié son *ombrella*, comme disent les Italiens.

Pour être conséquent, j'ai du donner aux manches de mes parapluies, la forme recourbée de ma tête de canne.

Il est bien rare quelle que soit la saison, que je sorte sans prendre sur mon bras, un pardessus; C'est un usage anglais que j'approuve, plus que d'autres peut-être, maintenant que je ne suis plus jeune.

Varium et mutabile tempus, disait la grammaire de Lhomond en 1820. Depuis lors le temps me paraît plus que jamais variable et changeant.

Si l'on se couvre beaucoup au départ, lorsqu'on marche, on a trop chaud et l'on est écrasé par le poids de ses vêtements.

Après une grande course à pied, si l'on monte

en voiture découverte, il est dangereux de ne pas pouvoir se couvrir d'une manière plus convenable à sa nouvelle position.

Il vaut beaucoup mieux avoir deux vêtements légers que l'on met au besoin l'un sur l'autre qu'un seul vêtement qui à lui seul pèse le poids de deux autres.

Comme toutes les modes, celle du pardessus a beaucoup varié.

Dans ma jeunesse nous avions le manteau théâtral, avec lequel on pouvait se draper à la romaine, comme le font encore les Italiens, les Espagnols et les Arabes (le manteau du général Suchet, duc d'Albuféra, sur la place Tolozan).

Les beaux manteaux en drap bleu foncé avaient le collet et de longs revers en velours noir qui descendaient jusqu'aux pieds.

Le manteau ordinaire était coupé en forme de rotonde complète, d'autres comme le manteau d'artilleur se composait d'un premier manteau et d'un collet presque aussi long, de même ampleur qui en doublait l'épaisseur, le poids et le prix ; un vrai meuble qui coûtait 250 francs ; on en avait pour la vie.

Ce manteau, commode à cheval et en voiture n'était pas commode pour la marche.

Après le grand manteau on a porté la polonaise, introduite en France après les malheurs de la Pologne, qui suivirent la Révolution de 1830.

C'était une redingote pardessus ajustée, longue de taille et de jupe, généralement vert foncé, croisée sur le devant et fermée avec des brandebourgs de soie et des boutons en olive.

C'était un vêtement coûteux, élégant, mais incommode comme pardessus, à cause de la manœuvre des manches ajustées et des brandebourgs.

A la polonaise succéda le paletot sac, sans goût ni grâces, mais assez pratique.

En 1855 on a porté le raglan, grand paletot assez large pour être jeté sur les épaules sans être obligé d'enfiler les manches.

C'était le costume de lord Raglan, général en chef de l'armée anglaise, avec nous, dans la guerre de Crimée.

Lord Raglan n'avait qu'un bras ; l'autre avait été emporté par un boulet de canon. Une des manches de son pardessus devant nécessairement être vide, il les laissait flotter toutes deux.

Par imitation du général en chef de l'armée anglaise, beaucoup de gens qui avaient leurs deux bras, firent de même.

Le raglan a été remplacé vers 1865 par le macfarlan, du nom de l'inventeur, un Écossais, Lord Mac-Farlan. Que son nom soit à jamais béni !

Il avait eu l'esprit de comprendre que si dans le manteau raglan on n'enfilait pas les manches, c'est qu'on le trouvait plus commode, et qu'il y avait par conséquent économie à les supprimer.

De tous les manteaux, le macfarlan est incontestablement le plus pratique pour hommes et pour dames. Aussi depuis son invention, je l'ai toujours porté, l'hiver et même l'été, en variant l'étoffe. C'est mon vêtement de prédilection à pied, à cheval et en voiture, et surtout sur mon bras, plus souvent que sur mes épaules.

Si l'on adapte l'étoffe aux saisons, il est chaud et léger, ample et non encombrant; il permet de sortir de chez soi et d'y rentrer sans le secours de personne.

On peut le mettre et l'ôter tout seul dans la rue ou en voiture, sans faire les contorsions épileptiques inséparables du paletot ajusté, qui vous oblige, si vous n'êtes pas accompagné, à recourir à des étrangers; car les cœurs les plus durs ne peuvent pas refuser la charité de vous venir en aide, pour retirer vos manches et remonter votre col.

Nos pères, ou plutôt nos grands-pères, qui vivaient avant les fameux principes de 89, n'avaient pas poussé jusqu'à l'abus les idées d'égalité; ils avaient trouvé que les hommes âgés et faibles n'étaient pas les égaux des jeunes et des forts;

aussi ne portaient-ils pas de gros manteaux de drap pesant plusieurs livres, comme les plus jeunes, qui avaient fait les guerres du premier Empire.

J'ai vu mon grand-père maternel et les hommes de son âge, avant 1830, porter ce qu'on appelait des douillettes, espèce de pardessus à manches larges en étoffe de soie, ouatés comme nos couvre-pieds piqués. Ils avaient l'avantage d'être chauds, légers et de se manœuvrer facilement. Il faut convenir que si c'était commode, ce n'était pas très démocratique, et que l'on ne pourrait pas trop aujourd'hui se présenter ainsi sur l'impériale d'un tramway.

Depuis nos malheurs de 1871, nous avons eu la stupidité de vouloir nous affubler de la guérite prussienne, connu, je crois, sous le nom de *ulster*.

Ce costume, qui peut être bon pour l'Allemagne, ou le mauvais temps, persiste longtemps, ne vaut rien dans notre beau pays de France, où les variations de la température sont aussi brusques que celles de la politique, hélas !

Ce vêtement, déjà lourd quand la charge porte sur les épaules, ne peut pas être mis sur le bras si l'on est obligé de le quitter en route.

Rien ne ressemble plus à une robe de chambre d'hôpital, c'est peut-être pour cela que nous l'avons pris quand nous étions si malades.

Quand je dis nous, je parle des autres, car pour moi je n'admets pas que sous prétexte de se garantir du froid, on soit écrasé par des vêtements qui vous empêchent de marcher.

A propos de guêtres, je viens de passer en revue mes habitudes, que d'autres appellent peut-être mes manies.

Quel que soit leur véritable nom, cela importe peu, si je m'en suis toujours très bien trouvé; et je crois pouvoir dire qu'elles ne m'ont pas empêché de faire, dans le monde, mon chemin tout comme un autre.

J'invite ceux qui peut-être un jour me liront à

en faire leur profit, et je m'estime heureux si je peux leur rendre service.

Enfin je termine comme Mme de Gérando termine sa lettre à son fils :

Il ne faut pas dire que *j'ai ces habitudes parce que je suis vieux, il y a cinquante ans j'étais jeune, et j'étais tout de même*, si ce n'est cependant que jadis ma barbe était brune, et que sans avoir changé de forme, elle a complètement changé de couleur, malgré ma constance pour les guêtres, ma canne et mon manteau.

La Carrette, 30 Juin 1891.

T. A.

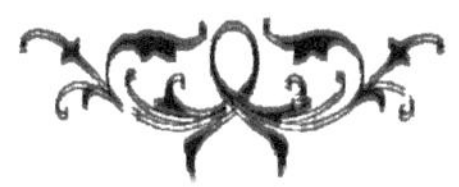

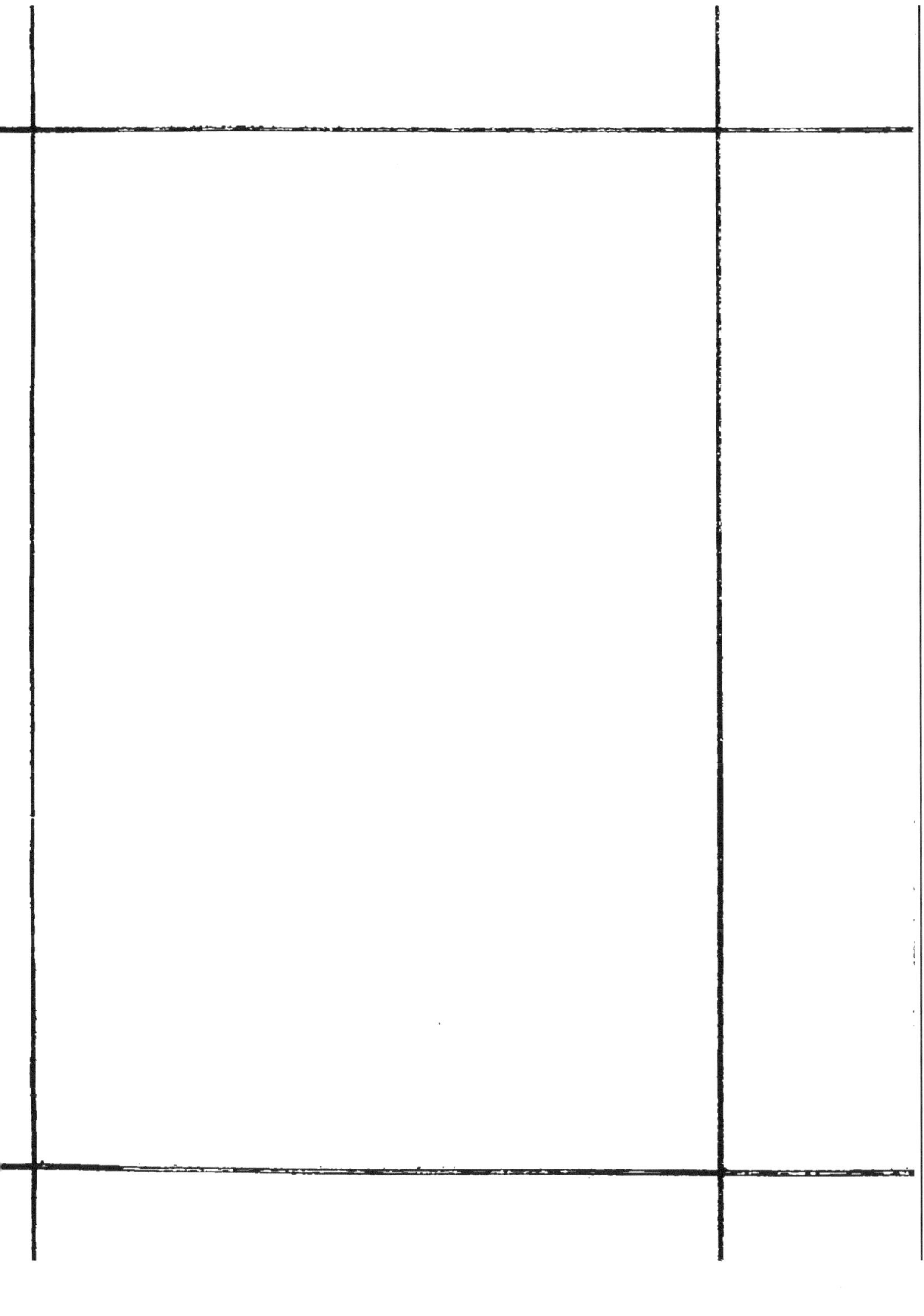

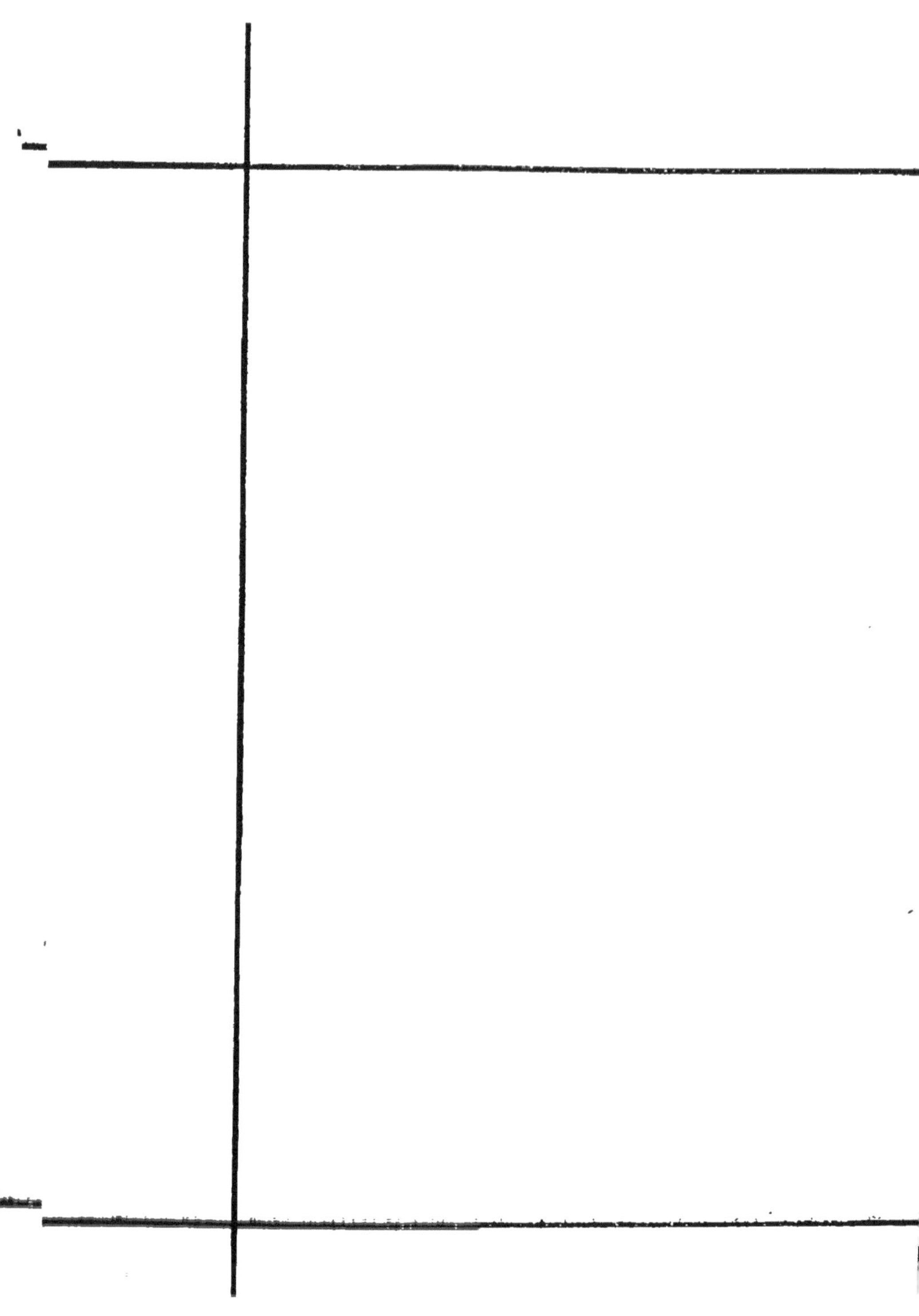

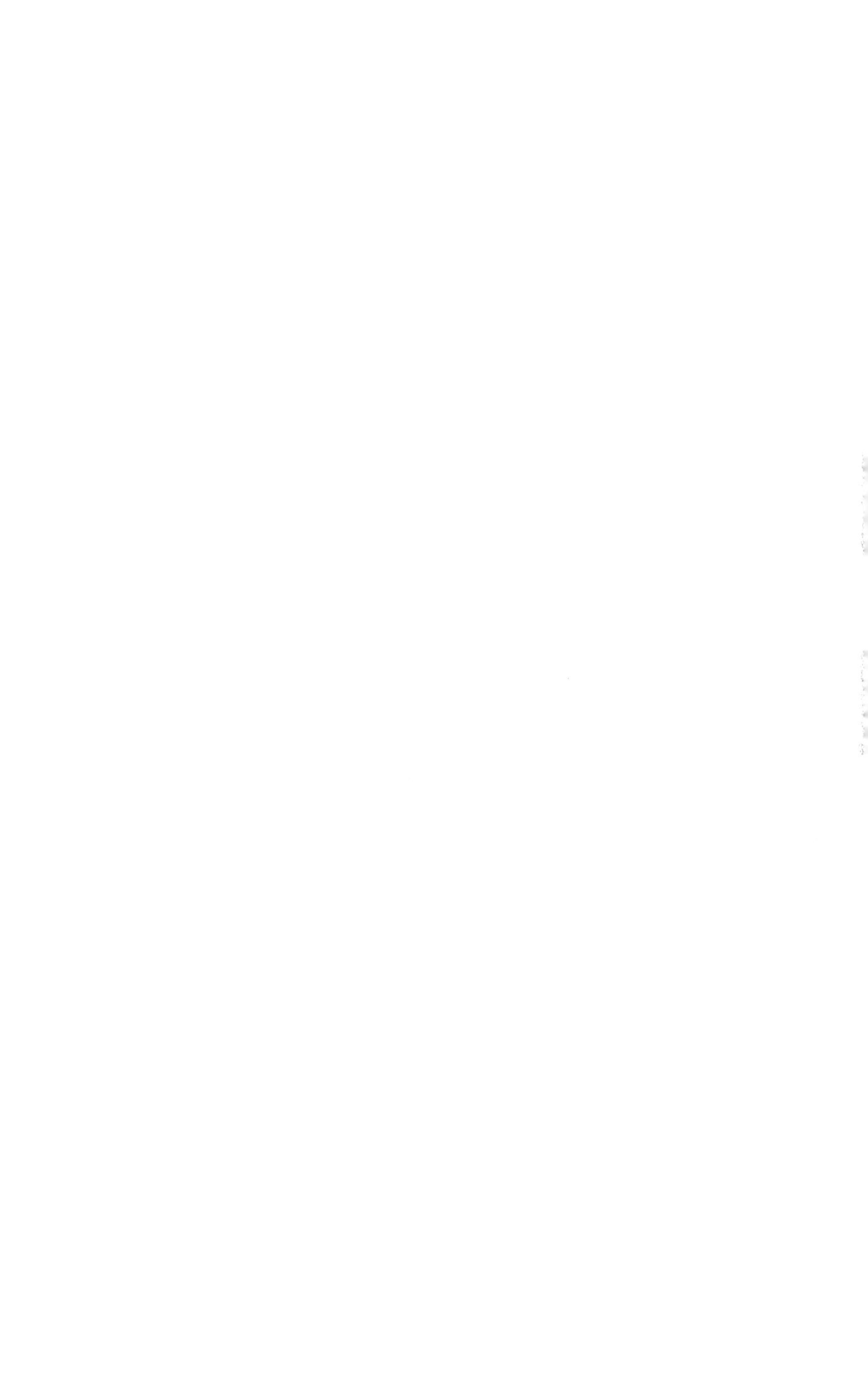

www.ingramcontent.com/pod-product-compliance
Ingram Content Group UK Ltd.
Pitfield, Milton Keynes, MK11 3LW, UK
UKHW020209200726
13856UKWH00004B/1286

9 782011 910394